# RAPPORT

SUR LA

# CONSTITUTION MÉDICALE

## ET LA MORTALITÉ

## DE LA VILLE DE METZ

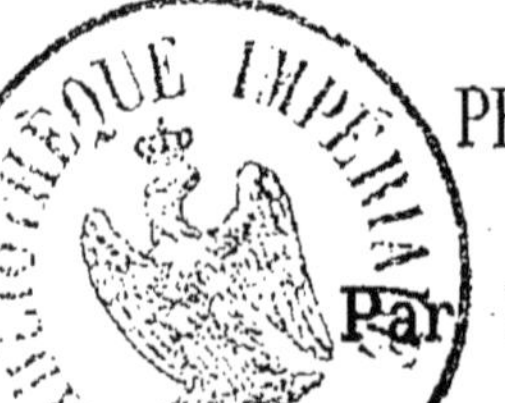


PENDANT L'ANNÉE 1867

**Par M. le Docteur PERIN**

RAPPORTEUR DE LA COMMISSION DE CONSTITUTION MÉDICALE

---

(Extrait de l'*Exposé des Travaux de la Société des Sciences médicales du département de la Moselle*, année 1867-1868).

---

METZ

IMPRIMERIE ET LITHOGRAPHIE DE J. VERRONNAIS

1868

chacun des mois de l'année un bulletin météorologique, le compte rendu des maladies dominantes et le chiffre de la mortalité. Puis, après avoir jeté un coup d'œil d'ensemble sur la physionomie de l'année tout entière, je terminerai par l'étude statistique du mouvement de la population et de la mortalité générale dans la ville de Metz.

## Mois de Janvier.

### *Bulletin météorologique.*

*Etat du ciel.* Le ciel est clair un jour, couvert 18 jours, demi-couvert 12 jours ; il pleut 18 jours ; il y a un jour de brouillard ; il neige 9 jours. Il tombe 88$^{mm}$,50 d'eau.

*Température.* La température la plus élevée dans le mois est de + 10°,9 le 8 ; la plus basse de — 12°,9 le 19. La moyenne de + 0°,94.

*Pression atmosphérique.* La hauteur moyenne du baromètre est de 738$^{mm}$,81. Elle s'est élevée le 29 à 750$^{mm}$,40 et est descendue le 2 à 726$^{mm}$,70.

| *Vents.* | | |
|---|---|---|
| Le nord a soufflé | 5 | jours. |
| Le nord-est. . . . | 2 | — |
| L'est . . . . . . . | 2 | — |
| Le sud-est. . . . . | 1 | — |
| Le sud. . . . . . . | 2 | — |
| Le sud-ouest . . . | 12 | — |
| L'ouest . . . . . . . | 7 | — |
| Le nord-ouest. . . | 2 | — |

### *Constitution médicale.*

Les maladies de l'appareil respiratoire et de l'appareil digestif sont les plus nombreuses dans ce mois. Elles offrent presque toutes le caractère catarrhal. Ce sont parmi les premières : des pneumonies, des coqueluches, des bronchites nombreuses, quelques cas de croup ; parmi les secondes : des stomatites, des angines, des embarras gastriques, des diarrhées fréquentes et quelques ictères.

On a observé encore plusieurs attaques d'apoplexie ou de congestion cérébrale, des fièvres typhoïdes, quelques varicelles, et surtout des rougeoles, moins nombreuses toutefois que dans les derniers mois de l'année 1866, mais encore très-fréquentes. Cinq individus ont succombé à cette maladie ou à ses complications.

*Mortalité.*

Le nombre des décès est le même dans le mois de janvier et le mois d'août. Ces deux mois sont aux cinquième et sixième rangs sous le rapport de la mortalité.

Les 110 décès se répartissent comme il suit :

| | | |
|---|---|---|
| Appareil de la respiration | 41 | décès. |
| — de l'innervation | 20 | — |
| — de la digestion | 13 | — |
| — de la circulation | 9 | — |
| Cachexies et diathèses | 6 | — |
| Rougeole | 3 | — |
| Fièvre typhoïde | 1 | — |
| Suicide | 1 | — |
| Vieillesse | 5 | — |
| Mort-nés ou non viables | 8 | — |
| Maladies non classées | 3 | — |
| Total | 110 | décès. |

| | | |
|---|---|---|
| Hôpital Bon-Secours | 16 | décès. |
| — Saint-Nicolas | 10 | — |
| — Militaire | 2 | — |
| Décès en ville | 82 | — |
| Total | 110 | décès. |

## Mois de Février.

*Bulletin météorologique.*

*Etat du ciel.* Le ciel est clair 2 jours, demi-couvert 9 jours, couvert 17 jours ; il pleut 20 jours, il neige 1 jour ; il y a 1 jour de brouillard. Il est tombé 61$^{mm}$,90 d'eau.

*Température.* La température la plus élevée dans le mois est de + 14° le 17 ; la plus basse de — 2°,6 le 4 ; la température moyenne est de + 6°, 87.

*Pression atmosphérique.* La hauteur moyenne du baromètre est de 749$^{mm}$,68. Elle s'est élevée à 759$^{mm}$,39 le 21 et est descendue le 6 à 724$^{mm}$,18.

| *Vents.* | | | |
|---|---|---|---|
| | Le nord a soufflé | 4 | jours. |
| | L'est . . . . . . . | 3 | — |
| | Le sud-est . . . . | 1 | — |
| | Le sud . . . . . . | 3 | — |
| | Le sud-ouest . . . | 5 | — |
| | L'ouest . . . . . . | 12 | — |

*Constitution médicale.*

Les maladies le plus fréquemment observées dans le mois de février sont, parmi les fièvres éruptives, à part quelques varioloïdes ou varicelles, les rougeoles nombreuses encore, surtout pendant la première quinzaine.

Les maladies des voies respiratoires sont encore très-fréquentes : on a observé des grippes, des bronchites, des coqueluches, des pleurésies et des pneumonies en grand nombre.

L'appareil digestif a offert des angines, des diarrhées, surtout dans les quinze premiers jours, quelques dyssenteries.

Comme dans le mois précédent, l'élément catarrhal imprime un caractère particulier aux maladies qui se sont montrées dans le mois de février.

*Mortalité.*

Le mois de février est le huitième pour la mortalité. Les 96 décès se répartissent de la manière suivante :

| | |
|---|---|
| Appareil de la respiration. . . . . . | 36 décès. |
| — de la circulation . . . . . | 7 — |
| — de l'innervation . . . . . . | 18 — |
| — de la digestion . . . . . . . | 13 — |
| Cachexies et diathèses . . . . . . . | 6 — |
| Vieillesse . . . . . . . . . . . . . . . | 6 — |
| Mort-nés ou non viables . . . . . . | 7 — |
| Maladies non classées . . . . . . . . | 3 — |
| Total . . . . . . . . . . . . | 96 décès. |

| | |
|---|---|
| Hôpital Bon-Secours . . . . . . . . | 5 décès. |
| — Saint-Nicolas . . . . . . . | 5 — |
| — Militaire . . . . . . . . . . | 2 — |
| Décès en ville . . . . . . . . . . . | 84 — |
| Total . . . . . . . . . . . | 96 décès. |

---

## Mois de Mars.

*Bulletin météorologique.*

*Etat du ciel.* Le ciel est beau 3 jours, demi-couvert 6 jours, couvert 22 jours ; il pleut 21 jours, il neige 7 jours ; il fait du brouillard 2 jours. La quantité d'eau tombée dans le mois est de 776$^{mm}$,40.

*Température.* La température moyenne du mois est de + 5°,20 ; la plus élevée est de + 15° le 25 ; la plus basse de — 4°,5 le 3.

*Pression atmosphérique.* La hauteur moyenne du baromètre est de 739$^{mm}$,34 ; elle s'est élevée le 2 à 759$^{mm}$,24 et est descendue le 19 à 730$^{mm}$,04.

*Vents.* Le nord a soufflé 8 jours.
Le nord-est . . . 3 —
L'est . . . . . . 6 —
Le sud-est . . . 1 —
Le sud . . . . . . 4 —
Le sud-ouest . . 5 —
L'ouest . . . . . 5 —
Le nord-ouest . . 1 —

*Constitution médicale.*

On observe encore quelques rougeoles, toutefois l'épidémie rubéolique touche à sa fin.

La constitution médicale du mois est tout entière aux affections catarrhales que la température, relativement peu élevée, et les brusques perturbations atmosphériques ont rendues presque exclusivement dominantes. L'élément catarrhal, se portant ainsi sur les muqueuses oculaire, nasale, bronchique, pulmonaire et gastro-intestinale, a donné lieu à des affections généralement bénignes, lesquelles ont facilement cédé à la médication évacuante.

Quelques cas de varicelle, d'urticaire, de pneumonie, de dyssenterie, se sont présentés dans ce mois.

*Mortalité.*

Le mois de mars est le second pour la mortalité.

Les 139 décès se répartissent de la manière suivante :

| | | |
|---|---|---|
| Appareil de la respiration. . . . . . | 52 | décès. |
| — de la circulation. . . . . . | 11 | — |
| — de l'innervation . . . . . . | 25 | — |
| — de la digestion . . . . . . | 13 | — |
| *A reporter.* . . | 101 | décès. |

| | |
|---|---|
| *Report* . . . . | 101 décès. |
| Cachexies et diathèses. . . . . . . . . | 4 — |
| Fièvre typhoïde . . . . . . . . . . . | 4 — |
| Suicides. . . . . . . . . . . . . . . | 3 — |
| Vieillesse . . . . . . . . . . . . . | 5 — |
| Mort-nés ou non viables . . . . . . | 12 — |
| Maladies non classées. . . . . . . . | 10 — |
| Total. . . . . . . . . . | 139 décès. |

| | |
|---|---|
| Hôpital Bon-Secours . . . . . . . . . . | 15 décès. |
| — Saint-Nicolas . . . . . . . . | 14 — |
| — Militaire . . . . . . . . . . | 11 — |
| Décès en ville . . . . . . . . . . . | 99 — |
| Total . . . . . . . . . | 139 décès. |

## Mois d'Avril

*Bulletin météorologique.*

*Etat du ciel.* Le ciel est beau un jour, demi-couvert 10 jours, couvert 19 jours. Il pleut 26 jours. La quantité d'eau tombée est de $81^{mm},75$. Il y a un orage dans le mois.

*Température.* La température la plus élevée dans le mois a été de $+ 21^{\circ},3$ le 20 ; la plus basse de $+ 0^{\circ},7$ le 1er ; la moyenne est de $+ 10^{\circ},89$.

*Pression atmosphérique.* La hauteur moyenne du baromètre est de $742^{mm},83$. Elle s'est élevée le 1er à $754^{mm},93$, et est descendue le 20 à $738^{mm},73$.

| *Vents.* | | | |
|---|---|---|---|
| | Le nord a soufflé | 3 | jours. |
| | L'est . . . . . . . | 1 | — |
| | Le sud-est. . . . | 1 | — |
| | Le sud . . . . . . | 3 | — |
| | Le sud-ouest. . . | 6 | — |
| | L'ouest. . . . . . | 13 | — |
| | Le nord-ouest. . | 3 | — |

*Constitution médicale.*

Pendant ce mois, comme pendant les mois précédents, les maladies catarrhales, ophthalmies, bronchites, embarras gastro-intestinaux, catarrhe des voies biliaires, ont été les affections dominantes. Ce mois est aussi remarquable par la fréquence des maladies de l'appareil respiratoire ; les phthisiques ont succombé en grand nombre, et les décès causés par la tubercalisation pulmonaire se sont élevés au chiffre de 39.

Nous devons également signaler pendant ce mois des congestions ou apoplexies cérébrales, des angines pultacées, des fièvres muqueuses ou typhoïdes et des fièvres intermittentes.

*Mortalité.*

Le mois d'avril est le premier pour la mortalité.

Les 153 décès se répartissent de la manière suivante :

| | | |
|---|---|---|
| Appareil de la respiration . . . . . . | 74 | décès. |
| — de la circulation . . . . . . | 10 | — |
| — de l'innervation. . . . . . . | 18 | — |
| — de la digestion . . . . . . . | 14 | — |
| Cachexies et diathèses. . . . . . . . . | 9 | — |
| Fièvre typhoïde. . . . . . . . . . . . | 5 | — |
| Mort-nés ou non viables . . . . . . . . | 12 | — |
| Maladies non classées . . . . . . . . . | 11 | — |
| Total. . . . . . . . . . | 153 | décès. |

| | | |
|---|---|---|
| Hôpital Bon-Secours. . . . . . . . . . | 21 | décès. |
| — Saint-Nicolas. . . . . . . . . . | 13 | — |
| — Militaire. . . . . . . . . . . . | 8 | — |
| Décès en ville. . . . . . . . . . . . . | 111 | — |
| Total . . . . . . . . . . | 153 | décès. |

---

## Mois de Mai.

*Bulletin météorologique.*

*Etat du ciel.* Le ciel est beau 11 jours, couvert 12 jours; demi-couvert 8 jours. Il pleut 15 jours ; la quantité d'eau tombée est de $22^{mm},25$.

*Température.* La température la plus élevée dans ce mois est de + 27°,9 le 30 ; la plus basse de + 1°,8 le 25. La moyenne de + 14°,3.

*Pression atmosphérique.* La hauteur moyenne du baromètre est de $741^{mm},13$. Elle s'est élevée le 3 à $748^{mm},75$ et est descendue à $732^{mm},87$ le 12.

| | | | |
|---|---|---|---|
| *Vents.* | Le nord a soufflé | 6 | jours. |
| | Le nord-est . . . | 2 | — |
| | L'est . . . . . . | 3 | — |
| | Le sud-est . . . | 1 | — |
| | Le sud . . . . . | 8 | — |
| | Le sud ouest . . | 4 | — |
| | L'ouest . . . . . | 5 | — |
| | Le nord-ouest. . | 2 | — |

*Constitution médicale.*

Il n'y a pas pendant ce mois de constitution médicale bien caractérisée. Les maladies que l'on a le plus communément observées sont : du côté de l'appareil respiratoire, des bronchites, surtout chez les enfants, plusieurs cas de croup, des pleurésies graves chez les adultes ; du côté de l'appareil digestif, des embarras gastriques avec nausées, vomissements, des diarrhées, quelques dyssenteries.

On a également signalé des fièvres éruptives, des rougeoles et des scarlatines, une variole, des affections cutanées, éruption d'eczéma et de prurigo simples ou parasitaires, enfin, la grande fréquence d'affections névralgiques et rhumatismales.

*Mortalité.*

Le mois de mai est le quatrième pour la mortalité.

Les 119 décès se répartissent de la manière suivante :

| | | |
|---|---|---|
| Appareil de la respiration . . . . . | 42 | décès. |
| — de la circulation . . . . . | 8 | — |
| — de l'innervation. . . . . . | 22 | — |
| — de la digestion . . . . . . | 12 | — |
| Fièvre typhoïde . . . . . . . . . . | 3 | — |
| Scarlatine . . . . . . . . . . . . | 1 | — |
| Suicides . . . . . . . . . . . . | 2 | — |
| Cachexies et diathèses. . . . . . . | 5 | — |
| Mort-nés ou non viables. . . . . . | 8 | — |
| Vieillesse. . . . . . . . . . . . . | 7 | — |
| Maladies non classées . . . . . . . | 9 | — |
| Total . . . . . . . . . . | 119 | décès. |

| | | |
|---|---|---|
| Hôpital Bon-Secours . . . . . . . | 10 | — |
| — Saint-Nicolas . . . . . . . | 10 | — |
| — Militaire . . . . . . . . . | 7 | — |
| Décès en ville . . . . . . . . . . | 92 | — |
| Total . . . . . . . . . . . | 119 | décès. |

## Mois de Juin.

*Bulletin météorologique.*

*Etat du ciel.* Le ciel est beau 6 jours, demi-couvert 12 jours; couvert 12 jours. Il pleut 10 jours. Il y a un orage dans le mois. La quantité d'eau tombée est de 34mm,70.

*Température.* La température la plus élevée du mois est de + 27°,6 le 2; la plus basse de + 12° le 1er; la moyenne est de + 20°,23.

*Pression atmosphérique.* La hauteur moyenne du baromètre est de 746mm,42. Elle s'est élevée le 29 à 753mm,13 et est descendue le 3 à 740mm,11.

| *Vents.* | | | |
|---|---|---|---|
| | Le nord a soufflé | 5 | jours. |
| | Le nord-est . . . | 8 | — |
| | Le sud-est . . . | 2 | — |
| | Le sud . . . . . | 2 | — |
| | Le sud-ouest . . | 3 | — |
| | L'ouest . . . . . | 6 | — |
| | Le nord-ouest. . | 4 | — |

*Constitution médicale.*

Comme le mois précédent, le mois de juin n'offre pas une constitution médicale bien définie. Les observations les plus intéressantes se rattachent à quelques cas de fièvres éruptives compliquées d'accidents cérébraux graves; à des affections fébriles en assez grand nombre avec diarrhées et vomissements Des angines fréquentes, des entérites, des embarras gastriques, quelques fièvres muqueuses semblent les maladies les plus communes.

Nous mentionnerons encore des cas de purpura, des rhumatismes articulaires, des méningites, des congestions cérébrales, des fièvres intermittentes, des accès d'asthme et de toux spasmodique chez les enfants, des pleurésies, enfin des affections cutanées de diverses natures.

*Mortalité.*

Le mois de juin est le onzième pour la mortalité.

Les 87 décès se répartissent de la manière suivante :

| | | |
|---|---|---|
| Appareil de la respiration | 21 | décès. |
| — de la circulation | 8 | — |
| — de la digestion | 15 | — |
| — de l'innervation | 14 | — |
| Fièvre typhoïde | 3 | — |
| Cachexies et diathèses | 6 | — |
| Suicides | 3 | — |
| Mort-nés ou non viables | 6 | — |
| Vieillesse | 4 | — |
| Maladies non classées | 7 | — |
| Total | 87 | décès. |

| | | |
|---|---|---|
| Hôpital Bon-Secours | 9 | décès. |
| — Saint-Nicolas | 5 | — |
| — militaire | 9 | — |
| Décès en ville | 64 | — |
| Total | 87 | décès. |

---

## Mois de Juillet.

*Bulletin météorologique.*

*Etat du ciel.* Le ciel est beau 3 jours, demi-couvert 14 jours, couvert 14 jours ; il pleut 20 jours ; il y a six jours d'orage. La quantité d'eau tombée est de 106$^{mm}$. Cette quantité dépasse de beaucoup la moyenne observée pendant les 40 années, de 1825 à 1865, laquelle est seulement de 67mm,46.

*Température.* La température la plus élevée dans ce mois est de + 27°,8 le 22 ; la plus basse de + 7°,3 le 10. La moyenne de + 17°,49.

*Pression atmosphérique.* La hauteur moyenne du baromètre est de 744mm,40. Elle s'est élevée le 9 à 751mm,48 et est descendue le 15 à 737mm,95.

| *Vents.* | | | |
|---|---|---|---|
| | Le nord a soufflé | 5 | jours. |
| | Le nord-est. . . | 1 | — |
| | L'est. . . . . . | 2 | — |
| | Le sud. . . . . | 2 | — |
| | Le sud-ouest . . | 9 | — |
| | L'ouest. . . . . | 11 | — |
| | Le nord-ouest. . | 1 | — |

### *Constitution médicale.*

Comme les années précédentes, les maladies des voies digestives ont été les affections dominantes du mois de juillet. Chez les petits enfants, des entérites graves cholériformes, à un âge plus avancé, des diarrhées accompagnées ou non de vomissements et de fièvre, quelques cas de choléra sporadique, des angines, des embarras gastriques, des fièvres muqueuses et typhoïdes marquent l'influence que l'appareil gastro-intestinal a ressentie de la constitution médicale régnante.

On a signalé aussi quelques varicelles, un cas de variole terminé par la mort, deux cas de scarlatine, des affections névralgiques et rhumatismales, et des conjonctivites en assez grand nombre.

*Mortalité.*

Le mois de juillet est le douzième pour la mortalité. Les 85 décès se répartissent de la manière suivante :

| | | |
|---|---|---|
| Appareil de la respiration. . . . . . | 28 | décès. |
| — de la digestion. . . . . . . | 17 | — |
| — de l'innervation . . . . . . | 15 | — |
| — de la circulation . . . . . . | 5 | — |
| Fièvre typhoïde . . . . . . . . . . . | 2 | — |
| Variole . . . . . . . . . . . . . . | 1 | — |
| Cachexies et diathèses . . . . . . . | 7 | — |
| Mort-nés et non viables . . . . . . | 8 | — |
| Vieillesse . . . . . . . . . . . . . | 1 | — |
| Maladies non classées. . . . . . . . . | 3 | — |
| Total . . . . . . . . . | 85 | décès. |

| | | |
|---|---|---|
| Hôpital Bon-Secours . . . . . . . . . | 12 | décès. |
| — Saint-Nicolas. . . . . . . . . | 4 | — |
| — Militaire . . . . . . . . . . | 3 | — |
| Décès en ville. . . . . . . . . . . . | 66 | — |
| Total. . . . . . . . . . . . | 85 | décès. |

---

## Mois d'Août.

*Bulletin météorologique.*

*Etat du ciel.* Le ciel est beau 11 jours, demi-couvert 11 jours, couvert 9 jours ; il pleut 7 jours. La quantité d'eau tombée est de $14^{mm},80$. Il y a trois orages dans le mois.

*Température.* La température la plus élevée dans le mois est de + 29°,17 le 14 ; la plus faible de + 8°,1 le 1er. La moyenne de + 19°,9.

*Pression atmosphérique.* La hauteur moyenne du baromètre est de 745$^{mm}$,85. Elle s'est élevée le 27 à 751$^{mm}$,93 et est descendue le 2 à 739$^{mm}$,18.

| *Vents.* | | |
|---|---|---|
| Le nord a soufflé | 3 | jours. |
| Le nord-est. . . . | 8 | — |
| L'est . . . . . . . . | 3 | — |
| Le sud . . . . . . . | 2 | — |
| Le sud-ouest . . . | 4 | — |
| L'ouest. . . . . . . | 7 | — |
| Le nord-ouest . . | 4 | — |

*Constitution médicale.*

Les affections dominantes du mois d'août sont presque exclusivement des maladies des voies digestives ; des angines, des embarras gastriques, des fièvres muqueuses ou typhoïdes généralement bénignes, des diarrhées catarrhales, des cas de cholérine et de choléra sporadique se sont montrés en grand nombre.

On a aussi observé de fréquentes bronchites et des pneumonies catarrhales, des urticaires, des furoncles, affections presque constamment accompagnées de symptômes gastriques.

*Mortalité.*

La mortalité est la même pendant le mois d'août que pendant le mois de janvier. Les 110 décès se répartissent de la manière suivante :

| | | |
|---|---|---|
| Appareil de la respiration . . . . | 13 | décès. |
| — de la circulation . . . . | 6 | — |
| — de la digestion . . . . . | 40 | — |
| — de l'innervation . . . . . | 19 | — |
| *A reporter* . . . . | 78 | décès. |

| | | |
|---|---|---|
| *Report.* . . . | 78 | décès. |
| Fièvre typhoïde . . . . . . . . . . | 3 | — |
| Suicide . . . . . . . . . . . . . . | 1 | — |
| Cachexies et diathèses . . . . . . | 9 | — |
| Mort-nés ou non viables . . . . . | 9 | — |
| Vieillesse . . . . . . . . . . . . . | 3 | — |
| Maladies non classées. . . . . . . | 7 | — |
| Total . . . . . . . . . . . | 110 | décès. |

| | | |
|---|---|---|
| Hôpital Bon-Secours . . . . . . . | 11 | décès. |
| — Saint-Nicolas. . . . . . . | 7 | — |
| — Militaire . . . . . . . . . . | 3 | — |
| Décès en ville . . . . . . . . . . . | 89 | — |
| Total . . . . . . . . . . . | 110 | décès. |

---

## Mois de Septembre.

*Bulletin météorologique.*

*Etat du ciel.* Le ciel est beau 8 jours, demi-couvert 10 jours, couvert 12 jours. Il pleut 6 jours; il tombe $43^{mm},53$ d'eau. Il fait 3 orages dans ce mois.

*Température.* La température la plus élevée dans le mois est de $+ 29°,2$ le 3 ; la plus faible de $+ 2°,1$ le 28. La moyenne est de $+16°,12$.

*Pression atmosphérique.* La hauteur moyenne du baromètre est de $748^{mm},18$ ; elle s'est élevée à $754^{mm},66$ le 26 et est descendue le 4 à $743^{mm},13$.

| | | | |
|---|---|---|---|
| *Vents.* | Le nord a soufflé | 1 | jour. |
| | Le nord-est . . . | 5 | — |
| | L'est . . . . . . | 3 | — |
| | Le sud-est . . . | 1 | — |
| | Le sud-ouest . . | 6 | — |
| | L'ouest . . . . . | 8 | — |
| | Le nord-ouest. . | 6 | — |

*Constitution médicale.*

La constitution médicale du mois de septembre est sensiblement la même que celle du mois d'août. Toujours les maladies des voies digestives dominent : angines, embarras gastriques, fièvres muqueuses ; toutefois les diarrhées et les cholérines augmentent de fréquence.

On observe aussi des bronchites avec embarras gastriques, des anthrax, des affections névralgiques et rhumatismales.

Pendant ce mois comme pendant les mois d'août et de juillet, la première enfance a eu tout particulièrement à souffrir de la constitution médicale régnante ; l'entérite surtout revêtant la forme cholérique et typhoïde a véritablement rappelé, tant par sa gravité que par sa fréquence, l'épidémie cholérique de 1866.

*Mortalité.*

Le mois de septembre est le septième pour la mortalité. Les 103 décès se répartissent de la manière suivante :

| | | |
|---|---|---|
| Appareil de la respiration . . | 19 | décès. |
| — de la circulation. . . | 6 | — |
| — de l'innervation. . . | 5 | — |
| — de la digestion. . . . | 48 | — |
| *A reporter*. . . . | 78 | décès. |

| | |
|---|---|
| *Report.* . . . | 78 décès. |
| Fièvre typhoïde . . . . . . . . . . | 2 — |
| Cachexies et diathèses. . . . . . | 7 — |
| Mort-nés ou non viables . . . . | 6 — |
| Vieillesse . . . . . . . . . . . . . | 3 — |
| Maladies non classées . . . . . . | 7 — |
| Total. . . . . . . . . . . . | 103 décès. |

| | |
|---|---|
| Hôpital Bon-Secours . . . . . . . | 10 décès. |
| — Saint-Nicolas. . . . . . . | 7 — |
| — Militaire. . . . . . . . . | 3 — |
| Décès en ville. . . . . . . . . . . | 83 — |
| Total. . . . . . . . . . . | 103 décès. |

---

## Mois d'Octobre.

*Bulletin météorologique.*

*Etat du ciel.* Le ciel est beau 2 jours ; demi-couvert 7 jours ; couvert 22 jours. Il pleut 20 jours ; il est tombé 25$^{mm}$,9 d'eau.

*Température.* La température la plus élevée dans le mois est de + 17°,2 le 15 ; la plus faible de + 1°,2 le 11 ; la moyenne de + 9°,8.

*Pression atmosphérique.* La hauteur moyenne du baromètre est de 745$^{mm}$,06. Elle s'est élevée à 753$^{mm}$,52 le 22, et est descendue le 8 à 732$^{mm}$,49.

*Vents.* Le nord a soufflé 2 jours.
L'est . . . . . . . 2 —
Le sud-est . . . . 4 —

| | | |
|---|---|---|
| Le sud . . . . . . | 2 | jours. |
| Le sud-ouest . . . | 10 | — |
| L'ouest . . . . . . | 6 | — |
| Le nord-ouest. . . | 5 | — |

*Constitution médicale.*

Pendant le mois d'octobre, les affections gastro-intestinales s'observent encore dans la première quinzaine, mais tendent à disparaitre. Les froids des premiers jours changent rapidement la nature des maladies observées : la grippe, les catarrhes pulmonaires, les bronchites, les coqueluches, les hémoptysies, indiquent l'impression produite par l'apparition prématurée de l'hiver.

Il y a encore eu pendant ce mois des fièvres muqueuses, des anthrax, quelques fièvres intermittentes, des névralgies, des rhumatismes, des ophthalmies catarrhales.

*Mortalité.*

Le mois d'octobre est le dixième pour la mortalité.
Les 90 décès se répartissent de la manière suivante :

| | | |
|---|---|---|
| Appareil de la respiration. . . . . . | 29 | décès. |
| — de la digestion. . . . . . . | 20 | — |
| — de l'innervation . . . . . . | 7 | — |
| — de la circulation. . . . . . | 4 | — |
| Fièvre typhoïde . . . . . . . . . . | 1 | — |
| Cachexies et diathèses . . . . . . . | 10 | — |
| Mort-nés ou non viables . . . . . . | 8 | — |
| Vieillesse . . . . . . . . . . . . . | 3 | — |
| Maladies non classées. . . . . . . . | 8 | — |
| Total . . . . . | 90 | décès. |

| | | |
|---|---|---|
| Hôpital Bon-Secours . . . . . . . . . | 12 | décès. |
| — Saint-Nicolas . . . . . . . . . | 5 | — |
| — Militaire . . . . . . . . . . . | 5 | — |
| Décès en ville . . . . . . . . . . . . | 70 | — |
| Total. . . . . . . . | 90 | décès. |

---

## Mois de Novembre.

*Bulletin météorologique.*

*Etat du ciel.* Le ciel est beau 5 jours, demi-couvert 10 jours; couvert 15 jours. Il pleut ou neige 7 jours; il tombe 15$^{mm}$,40 d'eau.

*Température.* La température la plus élevée dans le mois est de + 13° le 1er; la plus faible de — 5° le 25. La moyenne de + 4°.

*Pression atmosphérique.* La hauteur moyenne du baromètre est de 751$^{mm}$,14. Elle s'est élevée le 8 à 759$^{mm}$,47, et est descendue le 16 à 735$^{mm}$,14.

*Vents.* Le nord a soufflé 12 jours.

| | | |
|---|---|---|
| Le nord-est . . . | 6 | — |
| Le sud-est. . . . | 1 | — |
| Le sud . . . . . | 2 | — |
| Le sud-ouest . . | 3 | — |
| L'ouest . . . . . | 4 | — |
| Le nord-ouest. . . | 2 | — |

*Constitution médicale.*

Les maladies observées dans le mois de novembre sont variées; nous mentionnerons parmi les maladies du système nerveux des congestions cérébrales, des apoplexies, des névralgies, des rhumatismes; parmi celles de l'appareil respiratoire, des bronchites, des pneumonies, des accès d'asthme; dans l'appareil digestif : des diarrhées, coliques et vomissements ; des stomatites ulcéreuses, des angines inflammatoires.

Ajoutons encore des fièvres typhoïdes ou muqueuses; des varicelles, des érysipèles de la face; enfin, dans les derniers jours du mois, une petite épidémie d'oreillons apparait dans la caserne du Fort-Moselle.

*Mortalité.*

Le mois de novembre est le neuvième pour la mortalité. Les 93 décès se répartissent de la manière suivante :

| | | |
|---|---|---|
| Appareil de la respiration | 28 | décès. |
| — de la circulation | 11 | — |
| — de l'innervation | 14 | — |
| — de la digestion | 7 | — |
| Fièvre typhoïde | 4 | — |
| Scarlatine | 1 | — |
| Cachexies et diathèses | 6 | — |
| Mort-nés ou non viables | 9 | — |
| Vieillesse | 6 | — |
| Maladies non classées | 7 | — |
| Total | 93 | décès. |

| | | |
|---|---|---|
| Hôpital Bon-Secours | 9 | décès. |
| — Saint-Nicolas | 10 | — |
| — Militaire | 7 | — |
| Décès en ville | 67 | — |
| Total | 93 | décès. |

## Mois de Décembre.

*Bulletin météorologique.*

*Etat du ciel.* Le ciel est beau 3 jours, couvert 21 jours, demi-couvert 7 jours. Il y a dans le mois 10 jours de neige, 5 jours de pluie, 22 jours de gelée. La quantité d'eau tombée est de 51$^{mm}$,20.

*Température.* La température la plus élevée dans le mois est de + 10° le 1$^{er}$ ; la plus basse de — 12° le 10 ; la moyenne de — 0°,24.

*Pression atmosphérique.* La hauteur moyenne du baromètre est de 744$^{mm}$,60 ; elle s'est élevée à 752$^{mm}$,73 le 23 et est descendue à 731$^{mm}$,72 le 2.

| *Vents.* | Le nord a soufflé | 13 jours. |
|---|---|---|
| | Le nord-est . . . | 2 — |
| | Le sud . . . . . | 4 — |
| | Le sud-ouest . . | 1 — |
| | L'ouest . . . . . | 5 — |
| | Le nord-ouest . . | 6 — |

*Constitution médicale.*

Pendant le mois de décembre, les maladies des voies respiratoires dominent surtout chez les enfants et les vieillards et sont parfois rapidement mortelles; ce sont des grippes, des bronchites, des pleurésies et des pneumonies.

On a observé aussi un grand nombre d'affections cérébrales, des congestions, des méningites, des apoplexies, six cas d'aliénation mentale, des accidents convulsifs chez les enfants.

Des méningites cérébro-spinales se manifestent dans la garnison. L'épidémie d'oreillons commencée le mois dernier s'éteint pendant celui-ci, après avoir été très-bénigne.

Signalons encore des fièvres intermittentes, des fièvres

éruptives, varioles, varioloïdes et varicelles ; quelques affections intestinales, diarrhées et coliques ; enfin des rhumatismes et des névralgies.

*Mortalité.*

Le mois de décembre est le troisième pour la mortalité. Les 135 décès se répartissent comme il suit :

| | |
|---|---|
| Appareil de la respiration. . . . . . | 54 décès. |
| — de l'innervation. . . . . . | 17 — |
| — de la circulation . . . . . | 15 — |
| — de la digestion . . . . . . | 12 — |
| Fièvre typhoïde . . . . . . . . . . . | 4 — |
| Scarlatine . . . . . . . . . . . . . . | 1 — |
| Cachexies et diathèses . . . . . . . . | 7 — |
| Mort-nés ou non viables . . . . . . . | 6 — |
| Vieillesse . . . . . . . . . . . . . . | 6 — |
| Maladies non classées. . . . . . . . . | 13 — |
| Total. . . . . . . . | 135 décès. |

| | |
|---|---|
| Hôpital Bon-Secours . . . . . . . . . | 16 décès. |
| — Saint-Nicolas. . . . . . . . . | 17 — |
| — Militaire . . . . . . . . . . . | 7 — |
| Décès en ville. . . . . . . . . . . . | 95 — |
| Total . . . . . . . . . . | 135 décès. |

---

Si maintenant nous jetons le regard sur l'ensemble des douze mois que nous venons de passer en revue, nous apercevons immédiatement qu'ils peuvent se partager en deux séries. Dans la première, dans les mois qui constituent la saison froide, c'est-à-dire pour notre climat pendant les deux tiers de l'année, les maladies de l'appareil respiratoire sont de beaucoup les plus fréquentes; pendant les mois de la saison chaude, ce sont les maladies de l'appareil digestif. Du 15 juin au 15 octobre, aux bronchites, aux pleurésies et pneumonies, aux affections catarrhales des voies respiratoires succèdent les diarrhées, les entérites, les affections catarrhales ou inflammatoires de l'appareil gastro-intestinal. Les mois de mai et de juin semblent tenir le milieu et servir de transition entre les unes et les autres.

Deux affections de nature épidémique ont fait sentir leur influence sur notre population messine et tout particulièrement sur la première enfance.

L'une d'elles, l'épidémie de rougeole, avait commencé pendant les derniers mois de l'année 1866. La première partie de son histoire vous a été exposée par M. le docteur Toussaint, dans son rapport de l'année dernière; je n'ai donc pas à y insister. Née dans les quartiers du Pontiffroy et de l'Arsenal, elle s'était étendue rapidement dans le reste de la ville, et après avoir pénétré dans presque toutes les familles, elle a fini par s'éteindre dans le courant du mois de mars. A partir de cette époque, on n'en observe plus que des cas isolés. Aux dix-neuf décès de l'année précédente, s'ajoutent cinq nouvelles victimes pendant le mois de janvier, lesquelles ont succombé aux complications d'une maladie qui a été presque constamment bénigne.

Tels sont les renseignements précis qu'il m'est possible de donner sur la marche de cette épidémie. Il est de la plus grande difficulté de retracer l'histoire d'une épidémie de rougeole, maladie qui n'effraie pas les parents, pour laquelle on se contente de quelques précautions hygiéniques connues dans les familles, et qui nécessite l'intervention médicale seulement dans les cas graves de rougeole anomale ou compliquée. Je me contenterai de vous rappeler une remarque que vous ont déjà présentée, en 1849, M. Legrand et en 1854, M. le docteur Michaux, c'est qu'aux épidémies cholériques de ces deux années a succédé presque immédiatement une épidémie de rougeole. C'est la troisième fois que ce fait se présente, et sans vouloir tirer aucune conclusion de ce rapprochement, il n'y en a pas moins un fait curieux à noter et digne de fixer l'attention.

A la rougeole avaient succédé la coqueluche et la grippe, mais ce furent des maladies dominées plutôt par la constitution médicale des mois de mars et avril, remarquables par des perturbations atmosphériques fréquentes, que développées sous une influence épidémique.

Les mois de juin, juillet, août, septembre et octobre nous font assister au développement et à la marche d'une autre épidémie, sévissant comme la rougeole sur le premier âge, mais bien autrement grave, bien autrement meurtrière. Il est mort pendant l'année 1867, 350 enfants âgés de 0 à 5 ans : proportion véritablement effrayante, puisqu'elle dépasse le quart du chiffre total des décès et s'élève jusqu'à 26 1/2 pour 100. Sur ces 350 décès, 138 ont eu lieu pendant les mois de juillet, août, septembre et octobre, et 100 d'entre eux sont causés par des affections gastro-intestinales. Sous ces différentes désignations d'entérite, d'entérite cholériforme, de gastro-entérite et de cholérine, une épidémie grave a exercé ses ravages sur la première enfance pendant les chaleurs de l'été et n'a été enrayée que par l'apparition des premiers froids. Elle a causé près du tiers de la mortalité du premier âge pendant l'année 1867.

Je dois aussi mentionner une épidémie d'oreillons qui s'est déclarée pendant les mois de novembre et décembre à la caserne d'infanterie du Fort-Moselle habitée par le 85e de ligne. Cette petite épidémie très-bénigne, limitée à une caserne et au régiment qui l'occupe, semble plutôt devoir être attribuée à des conditions locales qu'à une influence épidémique susceptible d'être clairement démontrée.

Enfin, pendant le mois de décembre, des méningites cérébro-spinales éclatèrent dans la garnison. L'intensité du froid, des fatigues nombreuses ont paru ne pas être étrangères au développement de cette maladie qui menaça un instant de devenir une véritable épidémie. Heureusement il n'en fut rien ; les cas devinrent bientôt de plus en plus rares, et sans cesser tout à fait, ils ne se manifestèrent plus qu'isolément. (On en observe cependant toujours quelques cas (juin 1868).

Ainsi Messieurs, l'année 1867, qui, succédant à une grande épidémie, semblait nous promettre une mortalité relativement faible et au-dessous de la moyenne, est au contraire remarquable par le chiffre élevé des décès. Elle en a seulement 76 de moins que l'année 1866. Elle dépasse de 25 décès le chiffre de 1865, année qui atteignit elle-même le maximum des six années écoulées depuis 1859. L'effroyable tribut prélevé par la phthisie pulmonaire (190 décès) et l'entérite du premier âge (135 décès) ne nous en donne que trop la raison.

---

## MOUVEMENT DE LA POPULATION.

La population de la ville de Metz en 1867 est de 57,009 habitants.

Elle se décompose comme il suit :

| | |
|---|---|
| Population civile. . . . . . . . | 47,509 habitants. |
| Garnison (en moyenne) . . . . | 9,500 hommes. |
| Total. . . . . . | 57,009 habitants. |

La population civile ayant été pour l'année 1866 de 47,242 habitants, il y a pour l'année 1867 une augmentation de 267 habitants.

### Naissances.

Le chiffre des naissances est de 1,232, mort-nés compris.

| | | |
|---|---|---|
| Enfants légitimes. . . . . . | 918 | 1169 |
| Enfants naturels . . . . . . . | 251 | |
| Enfants morts avant la déclaration. . | | 63 |
| Total. . . . . . . . . . . | | 1232 |

En 1866 le chiffre des naissances (mort-nés compris) était de 1253. C'est donc une diminution de 21 naissances pour l'année 1867.

### Mortalité.

La mortalité totale, mort-nés compris, est en 1867 de 1320 décès. Elle était en 1866 de 1396. Il y a par conséquent une diminution de 76 décès ; mais en 1866 on avait eu à subir une épidémie cholérique qui produisit 184 décès.

En 1867 le chiffre des décès, mort-nés et non viables compris, étant de 1320 ; celui des naissances, mort-nés et non viables également compris, de 1232 ; les décès l'emportent de 88 sur les naissances.

La moyenne de la mortalité relativement à la population est de :

| | | | |
|---|---|---|---|
| 1 | décès sur | 43,2 | pour la population totale. |
| 1 | — | 37,9 | pour la population civile. |
| 1 | — | 143,3 | pour la garnison. |

### Mortalité par Sections.

En 1867 la population fixe et les décès se répartissent comme il suit entre les cinq sections de la ville :

| | | |
|---|---|---|
| Première section : . . . . | 9575 individus : | 200 décès. |
| Deuxième — . . . . | 9638 — | 207 — |
| Troisième — . . . . | 9585 — | 148 — |
| Quatrième — . . . . | 9123 — | 185 — |
| Cinquième — . . . . | 9588 — | 204 — |
| Totaux. . . . . | 47509 individus : | 944 décès. |
| Garnison . . . . . . . . . | 9500 | |
| Total . . . . . | 57009 habitants. | |

| | |
|---|---|
| Hôpital Bon-Secours. . . . . . . . . . | 146 — |
| — Saint-Nicolas. . . . . . . . . . | 105 — |
| — Militaire. . . . . . . . . . . . | 67 — |
| Inconnus. . . . . . . . . . . . . . . | 58 — |
| Total . . . . . . . . . | 1320 décès. |

Au chiffre de la première section nous devons ajouter les 146 décès de l'hôpital Bon-Secours et les 67 décès de l'hôpital militaire. A celui de la quatrième section, ajoutons les 105 décès de l'hôpital Saint-Nicolas. La première section comptera ainsi 413 décès et la quatrième 290.

### Mortalité par Sexes.

| | |
|---|---|
| Le sexe masculin a fourni | 702 décès. |
| — féminin . . . . . | 618 — |
| Total. . . . | 1320 décès. |

Si de ce nombre on déduit les 67 décès fournis par la garnison, il reste pour la population civile 1253 décès sur lesquels on compte :

635 hommes.
618 femmes.

Différence. . . 17 en faveur du sexe féminin.

### Mortalité par Age.

Relativement à l'âge, la mortalité se répartit de la manière suivante :

| | |
|---|---|
| Mort-nés ou non viables. . . . | 99 décès. |
| De 0 à 1 an . . . . . . . . | 181 — |
| De 1 à 2 ans. . . . . . . . | 95 — |
| De 2 à 5 ans. . . . . . . . | 75 — |
| De 5 à 10 ans. . . . . . . . | 31 — |
| De 10 à 20 ans. . . . . . . . | 53 — |
| De 20 à 30 ans. . . . . . . . | 129 — |
| De 30 à 40 ans. . . . . . . . | 84 — |
| De 40 à 50 ans. . . . . . . . | 88 — |
| De 50 à 60 ans. . . . . . . . | 96 — |
| De 60 à 70 ans. . . . . . . . | 146 — |
| De 70 à 80 ans. . . . . . . . | 137 — |
| De 80 à 100 ans. . . . . . . . | 87 — |
| Age inconnu . . . . . . . . . | 19 — |
| Total . . . . . . . . . | 1320 décès. |

### Mortalité par mois.

Les douze mois de l'année se rangent dans l'ordre suivant sous le rapport de la mortalité :

| | | | |
|---|---|---|---|
| Avril, | 153 décès. | Septembre, | 103 décès. |
| Mars, | 139 — | Février, | 97 — |
| Décembre, | 135 — | Novembre, | 93 — |
| Mai, | 119 — | Octobre, | 90 — |
| Janvier, | 110 — | Juin, | 87 — |
| Août, | 110 — | Juillet, | 85 — |

### Mortalité par Appareils fonctionnels.

| | | |
|---|---|---|
| Centres nerveux . . . . . . . . . . | 192 | décès. |
| Appareil respiratoire . . . . . . | 437 | — |
| — circulatoire . . . . . . | 100 | — |
| — digestif . . . . . . . . | 224 | — |
| — génito-urinaire . . . . | 19 | — |
| Fièvres en général . . . . . . . | 44 | — |
| Cachexies et diathèses . . . . . | 82 | — |
| Maladies non classées . . . . . | 65 | — |
| Vieillesse . . . . . . . . . . . . | 49 | — |
| Mort-nés ou non viables . . . . | 99 | — |
| Suicides . . . . . . . . . . . . . | 10 | — |
| Total . . . . . . . . . . | 1320 | décès. |

## Maladies qui ont régné en 1867

*Dans le département de la Moselle.*

Les maladies qui ont été observées dans le département pendant l'année 1867 n'ont point offert de caractère épidémique. Les rapports des médecins cantonaux n'en font point mention et presque tous au contraire signalent le bon état sanitaire de leurs circonscriptions.

Toutefois, il ne faut pas oublier que, pendant les mois de janvier et de février 1867, le choléra existait encore sur quelques points de l'arrondissement de Thionville; à Bouzonville, à Freistroff, à Hestroff, à Florange, à Schrémange, il y avait toujours des victimes.

Dans l'arrondissement de Sarreguemines, à St-Louis et à Haspelschiedt, une épidémie de variole, sur laquelle je n'ai aucun détail, a atteint 15 personnes dans la première localité et 20 dans la seconde. Il n'y a eu du reste aucun décès.

Enfin dans l'arrondissement de Metz, à Solgne, sur une population de 469 habitants, se développa une épidémie de fièvre typhoïde qui dura du 3 août 1867 au 5 mars 1868.

Il y eut 66 malades atteints, lesquels se divisent de la manière suivante :

| | | |
|---|---|---|
| | Hommes | 16 |
| | Femmes | 20 |
| | Enfants | 30 |
| | Total | 66 |
| Décès : | Hommes | 4 |
| | Femmes | 7 |
| | Enfants | 2 |
| | Total | 13 |

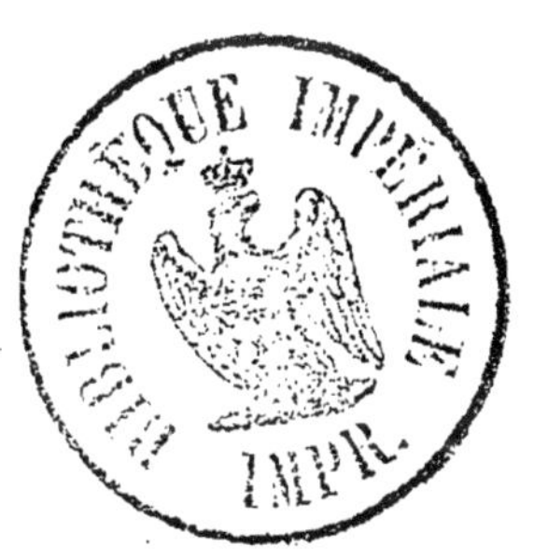
BIBLIOTHÈQUE IMPÉRIALE
IMPR.

## I. — *Tableau de la mortalité distribuée par mois, sections et professions.*

| MOIS | SECTIONS | | | | | | | | | Totaux. | PROFESSIONS | | | | | Totaux. |
|---|---|---|---|---|---|---|---|---|---|---|---|---|---|---|---|---|
| | 1re section. | 2e section. | 3e section. | 4e section. | 5e section. | Domicile non indiqué. | Hôpital Bon-Secours. | Hôpital Saint-Nicolas. | Hôpital militaire. | | N'ayant pas eu ou n'ayant pu encore avoir de profession. — Enfants. | Professions libérales, rentiers ou propriétaires. | Professions manuelles entraînant un exercice actif du corps. | Professions manuelles et sédentaires sans exercice du corps. | Inconnues. | |
| Janvier. . . . . . . . | 17 | 18 | 16 | 20 | 11 | . | 16 | 10 | 2 | 110 | 54 | 24 | 19 | 10 | 3 | 110 |
| Février. . . . . . . . | 18 | 23 | 12 | 12 | 15 | 4 | 5 | 5 | 2 | 96 | 41 | 22 | 20 | 10 | 3 | 96 |
| Mars . . . . . . . . . | 16 | 17 | 15 | 22 | 20 | 9 | 15 | 14 | 11 | 139 | 55 | 28 | 42 | 12 | 2 | 139 |
| Avril. . . . . . . . . | 22 | 20 | 22 | 17 | 23 | 7 | 21 | 13 | 8 | 153 | 55 | 41 | 56 | 17 | 4 | 153 |
| Mai. . . . . . . . . . | 18 | 22 | 10 | 16 | 22 | 4 | 10 | 10 | 7 | 119 | 42 | 37 | 30 | 8 | 2 | 119 |
| Juin . . . . . . . . . | 10 | 16 | 6 | 12 | 11 | 9 | 9 | 5 | 9 | 87 | 29 | 29 | 18 | 7 | 4 | 87 |
| Juillet. . . . . . . . | 16 | 10 | 7 | 19 | 12 | 2 | 12 | 4 | 3 | 85 | 41 | 11 | 21 | 5 | 7 | 85 |
| Août . . . . . . . . . | 16 | 14 | 14 | 13 | 24 | 8 | 11 | 7 | 3 | 110 | 60 | 19 | 22 | 8 | 1 | 110 |
| Septembre . . . . . . | 20 | 14 | 14 | 14 | 20 | 1 | 10 | 7 | 3 | 103 | 54 | 20 | 17 | 9 | 3 | 103 |
| Octobre. . . . . . . . | 14 | 12 | 9 | 15 | 14 | 6 | 12 | 3 | 5 | 90 | 50 | 20 | 24 | 11 | 5 | 90 |
| Novembre. . . . . . . | 12 | 13 | 13 | 11 | 13 | 5 | 9 | 10 | 7 | 93 | 30 | 27 | 25 | 7 | 4 | 93 |
| Décembre. . . . . . . | 21 | 28 | 10 | 14 | 19 | 3 | 16 | 17 | 7 | 135 | 27 | 62 | 35 | 9 | 2 | 135 |
| Totaux. . . | 200 | 207 | 148 | 185 | 204 | 58 | 146 | 105 | 67 | 1320 | 518 | 340 | 309 | 113 | 40 | 1320 |

ABL

ANNÉE 1867

*Di*

| RE. |
|---|
| 1 |
| 1 |
| 1 |
| 1 |
| 1 |
| 4 |
| . |
| . |
| 60 |

| T. | . | BRE. | RE. | RE. | RE. | | |
|---|---|---|---|---|---|---|---|
| 6 | 6 | 3 | 7 | 9 | 4 | 63 | 99 |
| 2 | 3 | 3 | 1 | . | 2 | 36 | |
| . | 1 | . | . | . | . | 10 | 10 |
| 85 | 110 | 103 | 90 | 95 | 135 | 1320 | 1320 |

*Constitution médicale. — Mortalité de 1867.*

## II. — TABLEAU GÉNÉRAL DE LA MORTALITÉ

### *Distribuée par Maladies et par Mois.*

| APPAREILS et GROUPES. | NOMS DES MALADIES. | JANVIER. | FÉVRIER. | MARS. | AVRIL. | MAI. | JUIN. | JUILLET. | AOUT. | SEPTEMBRE. | OCTOBRE. | NOVEMBRE. | DÉCEMBRE. | TOTAUX. | |
|---|---|---|---|---|---|---|---|---|---|---|---|---|---|---|---|
| *Appareil nerveux.* | Congestion cérébrale | 1 | 1 | 2 | . | 2 | 1 | 2 | 1 | . | 1 | . | 2 | 13 | 192 |
| | Hémorrhagie céréb. apoplex | . | 3 | 4 | 5 | 2 | 5 | 1 | 4 | 2 | 2 | 5 | 5 | 38 | |
| | Ramollissement cérébral | 3 | 3 | 2 | 1 | 1 | 2 | . | 1 | . | . | 2 | 1 | 16 | |
| | Hémiplégie | . | 1 | 1 | . | . | 1 | . | 1 | . | . | 1 | 1 | 6 | |
| | Encéphalite | 1 | . | . | . | . | . | . | 1 | 1 | . | 1 | 1 | 5 | |
| | Méningite simple ou tubercul. | 8 | 3 | 6 | 5 | 7 | 3 | 4 | 6 | . | 3 | 3 | 2 | 50 | |
| | Méningite cérébro-spinale | . | . | 2 | . | . | . | . | . | . | . | . | 2 | 4 | |
| | Affection organique du cerveau | . | 1 | . | 1 | . | . | 1 | . | . | . | 1 | 1 | 5 | |
| | Convulsions, éclampsie | 5 | 4 | 5 | 7 | 8 | 2 | 5 | 5 | 2 | 1 | 1 | 1 | 46 | |
| | Epilepsie | . | . | 1 | . | . | . | . | . | . | . | . | . | 1 | |
| | Catalepsie puerpérale | . | . | 1 | . | . | . | . | . | . | . | . | . | 1 | |
| | Paralysie générale | 2 | . | . | . | 1 | . | . | . | . | . | . | 1 | 4 | |
| | Idiotisme | . | . | . | . | 1 | . | . | . | . | . | . | . | 1 | |
| | Aliénation | . | . | 1 | . | . | . | . | . | . | . | . | . | 1 | |
| | Delirium tremens | . | . | . | 1 | . | . | . | . | . | . | . | . | 1 | |
| *Appareil circulatoire.* | Hydropéricardite | . | . | . | . | . | . | 1 | 1 | . | . | . | . | 2 | 100 |
| | Hypertrophie, aff. org. du cœur | 6 | 2 | 5 | 7 | 5 | 6 | 2 | 5 | 4 | 3 | 8 | 12 | 65 | |
| | Hydropisie génér., anasarque | 2 | 2 | 2 | 1 | 3 | . | 2 | . | 2 | . | 1 | 2 | 17 | |
| | Albuminurie | . | 1 | . | 2 | . | . | . | . | . | . | . | . | 3 | |
| | Anévrysme de l'aorte | . | . | . | . | . | . | . | . | . | . | 1 | . | 1 | |
| | Rupt. du cœur, rup. anévrysm. | . | . | 1 | . | . | . | . | . | . | . | . | 1 | 2 | |
| | Embolie | . | . | 1 | . | . | . | . | . | . | . | . | . | 1 | |
| | Ossifications artérielles | . | . | . | . | . | 1 | . | . | . | . | . | . | 1 | |
| | Syncope | . | 1 | . | . | . | 1 | . | . | . | . | 1 | . | 3 | |
| | Angine de poitrine | . | . | 1 | . | . | . | . | . | . | 1 | . | . | 2 | |
| | Hémorrhagie | 1 | 1 | 1 | . | . | . | . | . | . | . | . | . | 3 | |
| *Appareil respiratoire.* | Phthisie pulmonaire | 9 | 11 | 22 | 39 | 22 | 9 | 13 | 8 | 12 | 16 | 15 | 12 | 190 | 437 |
| | Catarrhe pulm., bronchite chr. | 4 | 2 | 6 | 5 | 7 | . | 4 | . | 2 | 5 | . | 9 | 44 | |
| | Bronchite aiguë et capillaire | 8 | 1 | 6 | 9 | 1 | 1 | . | 1 | 1 | 3 | 1 | 4 | 36 | |
| | Asthme et emphysème pulmon. | 4 | 4 | 2 | 8 | 2 | . | . | . | 2 | 2 | 6 | 10 | 40 | |
| | Congestion et apopl. pulmon. | 3 | 3 | . | 2 | 1 | 3 | 2 | . | . | 1 | . | 2 | 17 | |
| | Pneumonie | 6 | 5 | 10 | 3 | 2 | 4 | 1 | 1 | 1 | . | 6 | 11 | 50 | |
| | Pleurésie, hydrotorax | . | 2 | . | 4 | 1 | 1 | . | . | . | . | . | 4 | 12 | |
| | Pneumonie chronique | 1 | 4 | 1 | . | 3 | . | . | . | 1 | . | . | 1 | 11 | |
| | Hémoptysie | . | . | . | . | . | . | 1 | 1 | . | . | . | . | 2 | |
| | Croup | 3 | 2 | 2 | 3 | 3 | . | 2 | . | . | 1 | . | . | 16 | |
| | Phthisie laryngée | . | . | 1 | . | . | 1 | . | . | . | . | . | 1 | 3 | |
| | Asphyxie par submersion | . | 2 | 2 | 1 | . | 2 | 3 | 2 | . | 1 | . | . | 13 | |
| | Coqueluche | 3 | . | . | . | . | . | . | . | . | . | . | . | 3 | |
| *Appareil digestif.* | Stomatite et dentition | 1 | 1 | 1 | 1 | . | . | . | . | 1 | . | . | . | 5 | 224 |
| | Entérite aiguë, entéro-colite | 2 | 6 | 5 | 3 | 5 | 6 | 12 | 14 | 22 | 6 | 1 | 3 | 85 | |
| | Gastro-entérite aiguë | 1 | 1 | . | 2 | . | 1 | . | 4 | 7 | 1 | . | 1 | 18 | |
| | Entérite, gastro-entér. chroniq. | 3 | 2 | 2 | 4 | 2 | 4 | 3 | . | 6 | 4 | 2 | 5 | 37 | |
| | Diarrhée | . | . | . | 2 | . | . | . | 2 | . | 1 | . | . | 5 | |
| | Dyssenterie | . | . | 1 | . | . | . | . | 2 | 1 | 1 | . | . | 5 | |
| | Cholérine, choléra | . | . | . | . | 1 | 1 | . | 16 | 8 | 1 | . | . | 27 | |
| | Péritonite simple ou tubercul. | 1 | 1 | 1 | . | 1 | 1 | 1 | 1 | 1 | 1 | 1 | 1 | 11 | |
| | Hépatite, affect. org. du foie | 2 | 1 | . | 2 | 1 | 1 | . | 1 | . | 1 | 2 | 2 | 13 | |
| | Mal. org. de l'estom. et de l'int. | 3 | 1 | 2 | . | 2 | . | 1 | . | 1 | 4 | 1 | . | 15 | |
| | Hématémèse, hémorrh. intest. | . | . | 1 | . | . | . | . | . | 1 | . | . | . | 2 | |
| | Ascite | . | . | . | . | . | 1 | . | . | . | . | . | . | 1 | |
| | *A reporter* | 83 | 74 | 101 | 116 | 84 | 58 | 63 | 78 | 78 | 60 | 60 | 98 | | 1053 |

| APPAREILS et GROUPES. | NOMS DES MALADIES. | JANVIER. | FÉVRIER. | MARS. | AVRIL. | MAI. | JUIN. | JUILLET. | AOUT. | SEPTEMBRE. | OCTOBRE. | NOVEMBRE. | DÉCEMBRE. | TOTAUX | |
|---|---|---|---|---|---|---|---|---|---|---|---|---|---|---|---|
| | *Report* | 83 | 74 | 101 | 116 | 84 | 58 | 63 | 78 | 78 | 60 | 60 | 98 | 1053 | 1053 |
| *Appareil génito-urinaire* | Calculs de la vessie | . | . | . | . | . | . | . | . | 1 | . | . | . | 1 | 19 |
| | Cystite aiguë ou chronique | . | . | . | 2 | 1 | 1 | . | . | 1 | 1 | . | 1 | 7 | |
| | Paralysie de la vessie, rét. d'ur. | . | . | . | . | . | . | . | 1 | . | . | 1 | . | 2 | |
| | Affection organ. de la vessie | . | . | . | . | . | . | . | 1 | . | . | . | 1 | 2 | |
| | Affection organique de l'utérus | . | . | . | . | 2 | . | . | . | . | . | . | . | 2 | |
| | Kyste de l'ovaire | . | . | . | 1 | . | . | . | . | . | . | . | . | 1 | |
| | Métro-péritonite | . | . | . | 1 | . | . | . | . | . | . | . | 1 | 2 | |
| | Hémorrhagie utérine | . | . | 1 | . | . | . | . | 1 | . | . | . | . | 2 | |
| *Fièvres en général.* | Fièvre typhoïde | 1 | . | 4 | 5 | 3 | 3 | 2 | 3 | 2 | 1 | 4 | 4 | 32 | 44 |
| | Variole | . | . | . | . | . | . | 1 | . | . | . | . | . | 1 | |
| | Scarlatine | . | . | . | . | 1 | . | . | . | . | . | 1 | 1 | 3 | |
| | Rougeole | 3 | . | . | . | . | . | . | . | . | . | . | . | 3 | |
| | Erysipèle de la face | . | . | . | 1 | . | 1 | . | . | . | . | . | 2 | 4 | |
| | Fièvre pernicieuse | . | . | . | . | . | 1 | . | . | . | . | . | . | 1 | |
| *Cachexies et Diathèses.* | Carreau, mésentérite tubercul. | 1 | 2 | 1 | . | 1 | 1 | . | 3 | 1 | 1 | 1 | 1 | 13 | 83 |
| | Rachitisme | . | . | 1 | . | 1 | . | 1 | . | . | . | . | . | 3 | |
| | Rhumatisme | . | . | . | . | . | 1 | . | . | . | . | . | . | 1 | |
| | Scrofule | . | . | 1 | . | . | . | . | . | 1 | . | . | . | 2 | |
| | Carie osseuse, tumeur blanche | 1 | . | 1 | 1 | 1 | . | . | . | 1 | . | 2 | . | 7 | |
| | Syphilis | . | . | . | . | . | . | . | 1 | 1 | . | . | 1 | 3 | |
| | Marasme | 2 | . | . | 2 | 2 | 1 | 1 | 1 | . | 3 | . | 1 | 13 | |
| | Cachexie tuberculeuse | . | . | . | . | . | 1 | 1 | . | . | . | . | . | 2 | |
| | Affections cancéreuses diverses | 2 | 1 | . | 5 | . | 1 | . | . | 3 | 3 | 1 | 1 | 17 | |
| | Cancer de l'estomac | . | 3 | . | 1 | . | 1 | 3 | 3 | . | 2 | 1 | 2 | 16 | |
| | Cancer de l'utérus | . | . | . | . | . | . | 1 | 1 | . | 1 | 1 | 1 | 5 | |
| *Maladies non classées.* | Phlegmons et abcès | . | . | 1 | . | 1 | 1 | . | . | . | 2 | . | 1 | 6 | 64 |
| | Abcès par congestion | . | 1 | . | . | . | . | 1 | . | . | . | . | . | 2 | |
| | Infection purulente | . | . | . | . | 1 | . | . | 1 | . | . | 2 | . | 4 | |
| | Blessures diverses | 1 | . | 1 | . | . | . | 2 | . | 2 | 1 | 2 | 3 | 12 | |
| | Fractures | . | 1 | . | 1 | 2 | . | . | . | . | 1 | . | 1 | 6 | |
| | Gangrène | . | . | 2 | . | . | 1 | . | 1 | . | 1 | . | 2 | 7 | |
| | Anthrax | . | . | . | 1 | . | 1 | . | . | . | . | . | . | 2 | |
| | Tumeur du pharynx | . | . | . | . | . | . | . | . | . | . | 1 | . | 1 | |
| | Céphalématome | 1 | . | . | . | . | . | . | . | . | . | . | . | 1 | |
| | Etranglement intestinal | . | . | . | . | . | 1 | . | . | 2 | . | . | 1 | 4 | |
| | Vomissements de la grossesse | 1 | . | . | . | . | . | . | . | . | . | . | . | 1 | |
| | Empoisonnement | . | . | . | 1 | . | . | . | . | . | . | . | . | 1 | |
| | Ivresse | . | . | 1 | . | . | . | . | . | . | . | . | . | 1 | |
| | Diabète | . | . | 1 | . | . | . | . | . | . | . | . | . | 1 | |
| | Mort subite | . | 1 | 1 | 2 | 1 | . | . | . | 1 | 1 | . | . | 7 | |
| | Tétanos traumatique | . | . | . | . | . | . | . | 1 | . | . | . | . | 1 | |
| | Causes inconnues | . | . | 2 | 1 | 1 | . | . | 1 | . | 1 | 1 | . | 7 | |
| | Vieillesse | 5 | 6 | 5 | . | 7 | 4 | 1 | 3 | 3 | 3 | 6 | 6 | 49 | 49 |
| | Mort-nés ou non viables | 4 | 6 | 8 | 3 | 4 | 3 | 6 | 6 | 3 | 7 | 9 | 4 | 63 | 99 |
| | Faiblesse congénitale | 4 | 1 | 4 | 9 | 4 | 3 | 2 | 3 | 3 | 1 | . | 2 | 36 | |
| | Suicides | 1 | . | 3 | . | 2 | 3 | . | 1 | . | . | . | . | 10 | 10 |
| | TOTAUX | 110 | 96 | 139 | 133 | 119 | 87 | 83 | 110 | 103 | 90 | 93 | 135 | 1320 | 1320 |

# III. — TABLEAU GÉNÉRAL DE LA MORTALITÉ

*Distribuée par Maladies, par Age et par Sexe.*

| APPAREILS et GROUPES. | NOMS DES MALADIES. | De 0 à 1 an | | 1 à 2 ans | | 2 à 3 ans | | 3 à 10 ans | | 10 à 20 ans | | 20 à 30 ans | | 30 à 40 ans | | 40 à 50 ans | | 50 à 60 ans | | 60 à 70 ans | | 70 à 80 ans | | 80 à 100 ans | | Age inconnu | | TOTAUX. | |
|---|---|---|---|---|---|---|---|---|---|---|---|---|---|---|---|---|---|---|---|---|---|---|---|---|---|---|---|---|---|
| | | M. | F. | M. | F. | M. | F. | M. | F. | M. | F. | M. | F. | M. | F. | M. | F. | M. | F. | M. | F. | M. | F. | M. | F. | M. | F. | | |
| Appareil nerveux. | Congestion cérébrale | | 1 | | | | | | | | 1 | 1 | | | | 1 | | 3 | | 1 | | 1 | 1 | 3 | | | | 13 | 192 |
| | Hémorrhagie céréb. apoplex | | | | | | | | | | | | | 1 | | 5 | 2 | 2 | 1 | 2 | 6 | 2 | 13 | 2 | | 2 | | 38 | |
| | Ramollissement cérébral | | | | | | | | | | | | | | | | | 4 | 1 | | 1 | 4 | 2 | 3 | 1 | | | 16 | |
| | Hémiplégie | | | | | | | | | | | | | | | | | 2 | | 2 | | | 1 | 1 | | | | 6 | |
| | Encéphalite | | 1 | 1 | | | | 1 | | | | | | | | 1 | | | | 1 | | | | | | | | 5 | |
| | Méningite simple ou tubercul. | 3 | | 2 | 2 | 10 | 6 | 3 | 3 | 1 | 4 | 4 | | 3 | | 5 | 1 | 1 | 1 | | 1 | | | | | | | 50 | |
| | Méningite cérébro-spinale | | | | | | 1 | | 1 | | | 2 | | | | | | | | | | | | | | | | 4 | |
| | Affection organique du cerveau | | | | | | | | | 1 | | | | 1 | | 1 | | | | | | 1 | 1 | | | | | 5 | |
| | Convulsions, éclampsie | 12 | 16 | 5 | 5 | 3 | 4 | | | | | | | | | | | 1 | | | | | | | | | | 46 | |
| | Epilepsie | | | | | | | | | | | | | | | | 1 | | | | | | | | | | | 1 | |
| | Catalepsie puerpérale | | | | | | | | | | | | 1 | | | | | | | | | | | | | | | 1 | |
| | Paralysie générale | | | | | | | | | | | | | | | | | | | 1 | | | 2 | 1 | | | | 4 | |
| | Idiotisme | | | | | | | 1 | | | | | | | | | | | | | | | | | | | | 1 | |
| | Aliénation | | | | | | | | | | | | | | | | | 1 | | | | | | | | | | 1 | |
| | Delirium tremens | | | | | | | | | | | | | 1 | | | | | | | | | | | | | | 1 | |
| Appareil circulatoire. | Hydropéricardite | | | | | | | | | | | | | | | | | | | 1 | | | | | 1 | | | 2 | 100 |
| | Hypertrophie, aff. org. du cœur | | | | | 1 | | | | 1 | 1 | 1 | 4 | 2 | 3 | 3 | 1 | 11 | 4 | 5 | 8 | 10 | 6 | 1 | 2 | 1 | | 65 | |
| | Hydropisie génér., anasarque | 1 | 1 | 1 | | | | | | | | | | | | | 1 | 3 | 2 | 2 | | | 6 | | | | | 17 | |
| | Albuminurie | | | | | | | | | | | | | | | | 1 | | | 1 | 1 | | | | | | | 3 | |
| | Anévrysme de l'aorte | | | | | | | | | | | | | | | | | | | | 1 | | | | | | | 1 | |
| | Rupt. du cœur, rup. anévrysm. | | | | | | | | | | 1 | | | | | | | | | | | 1 | | | | | | 2 | |
| | Embolie | | | | | | | | | | | | | | | | | | | | | 1 | | | | | | 1 | |
| | Ossifications artérielles | | | | | | | | | | | | | | | | | | | | | | | | 1 | | | 1 | |
| | Syncope | | | | | | | | | | | 1 | | | | 1 | | | | | | 1 | | | | | | 3 | |
| | Angine de poitrine | | | | | | | | | | | | | | | | | 1 | | 1 | | | | | | | | 2 | |
| | Hémorrhagie | | | | | 1 | | | | | | | | | | | 1 | | | 1 | | | | | | | | 3 | |
| Appareil respiratoire. | Phthisie pulmonaire | | 2 | 1 | 3 | 3 | 3 | 3 | 2 | 7 | 13 | 26 | 37 | 23 | 20 | 15 | 11 | 8 | 6 | 2 | 2 | | | 1 | | | 2 | 190 | 437 |
| | Catarrhe pulm., bronchite chr. | 1 | | | | 1 | | | | | | | | | | | 3 | | 3 | 4 | 8 | 3 | 13 | 2 | 6 | | | 44 | |
| | Bronchite aiguë et capillaire | 6 | 6 | 2 | 3 | 5 | 1 | | | | 1 | 2 | | | | 2 | | | | 2 | 3 | 2 | 1 | | | | | 36 | |
| | Asthme et emphysème pulmon. | | | | | | | | | | | | | | | 2 | | 3 | 2 | 12 | 7 | 3 | 8 | 1 | 2 | | | 40 | |
| | Congestion et apopl. pulmon | 7 | 2 | | | | 1 | | | | | | 1 | | | 1 | 1 | | 1 | | | 1 | | | 2 | | | 17 | |
| | Pneumonie | 5 | 1 | 3 | 6 | 3 | 2 | | | | | 1 | 1 | 2 | 2 | 1 | 1 | 2 | | 5 | 3 | 1 | 3 | 2 | 4 | | | 50 | |
| | Pleurésie, hydrotorax | | 1 | | 1 | | 1 | | | | | | 1 | 1 | | | | | 1 | 1 | 1 | 3 | 1 | 1 | | | | 12 | |
| | Pneumonie chronique | | | | | | | | | | | | | | | 1 | | 2 | | 2 | 3 | | 2 | | | 1 | | 11 | |
| | Hémoptysie | | | | | | | | | | | | | | | | | 1 | | | | | 1 | | | | | 2 | |
| | Croup | | | 5 | 2 | 5 | 3 | | 1 | | | | | | | | | | | | | | | | | | | 16 | |
| | Phthisie laryngée | | | | | | | | | | | 1 | | | | 1 | | | | | | 1 | | | | | | 3 | |
| | Asphyxie par submersion | | | | | | | | | 3 | | 2 | | 3 | | 1 | | | | | 1 | | | | | 3 | | 13 | |
| | Coqueluche | 3 | | | | | | | | | | | | | | | | | | | | | | | | | | 3 | |
| Appareil digestif. | Stomatite et dentition | | | | 1 | 3 | 1 | | | | | | | | | | | | | | | | | | | | | 5 | 224 |
| | Entérite aiguë, entéro-colite | 33 | 25 | 4 | 15 | 2 | 1 | | | | 1 | | | | | 1 | | 1 | | 1 | | 1 | | | | | | 85 | |
| | Gastro-entérite aiguë | 1 | 5 | 2 | 4 | 1 | | | | | | | | 1 | | | | | 1 | 2 | | | | 1 | | | | 18 | |
| | Entérite, gastro-entér. chroniq. | 2 | 6 | 2 | 3 | | | | | 1 | | | 1 | | 2 | 1 | 3 | 1 | | 4 | 2 | 4 | 2 | 1 | 1 | | 1 | 37 | |
| | Diarrhée | 1 | 1 | | 1 | 1 | | | | | | | | | | | | | | | | 1 | | | | | | 5 | |
| | Dyssenterie | 1 | | | | | | | | 1 | | 2 | | | | | | | 1 | | | | | | | | | 5 | |
| | Cholérine, choléra | 9 | 7 | 2 | 6 | | | | | | 1 | | 1 | | | 1 | | | | | | | | | | | | 27 | |
| | Péritonite simple ou tubercul. | 2 | | | | | | 3 | | | 2 | 2 | | | | | 1 | | | | 1 | | | | | | | 11 | |
| | Hépatite, affect. org. du foie | | | | | | | | | | | | | 1 | | 1 | | 4 | | 2 | 2 | 1 | 2 | | | | | 13 | |
| | Mal. org. de l'estom. et de l'int. | | | | | | | | | | | | | | | 2 | 2 | 3 | | 2 | 2 | 1 | 1 | 1 | | 1 | | 15 | |
| | Hématémèse, hémorrh. intest. | | | | | | | | | | | | | | | | | | | 1 | | 1 | | | | | | 2 | |
| | Ascite | | | | | | | | | | | | | | 1 | | | | | | | | | | | | | 1 | |
| | *A reporter* | 87 | 75 | 50 | 52 | 39 | 24 | 11 | 9 | 15 | 25 | 45 | 47 | 39 | 28 | 45 | 30 | 54 | 24 | 38 | 53 | 45 | 66 | 21 | 20 | 8 | 3 | 953 | 953 |

| APPAREILS et GROUPES. | NOMS DES MALADIES. | De 0 à 1 an | | 1 à 2 ans | | 2 à 3 ans | | 3 à 10 ans | | 10 à 20 ans | | 20 à 30 ans | | 30 à 40 ans | | 40 à 50 ans | | 50 à 60 ans | | 60 à 70 ans | | 70 à 80 ans | | 80 à 100 ans | | Age inconnu | | TOTAUX. | |
|---|---|---|---|---|---|---|---|---|---|---|---|---|---|---|---|---|---|---|---|---|---|---|---|---|---|---|---|---|---|
| | | M. | F. | M. | F. | M. | F. | M. | F. | M. | F. | M. | F. | M. | F. | M. | F. | M. | F. | M. | F. | M. | F. | M. | F. | M. | F. | | |
| | *Report* | 87 | 75 | 50 | 52 | 39 | 24 | 11 | 9 | 15 | 25 | 45 | 47 | 39 | 28 | 45 | 30 | 54 | 24 | 38 | 53 | 45 | 66 | 21 | 20 | 8 | 3 | 953 | 953 |
| Appareil génito-urinaire. | Calculs de la vessie | | | | | | | | | | | | | | | | | | | 1 | | | | | | | | 1 | 19 |
| | Cystite aiguë ou chronique | | | | | | | | | | | | | | | | | | | 2 | | 3 | | 2 | | | | 7 | |
| | Paralysie de la vessie, rét. d'ur. | | | | | | | | | | | | | | | | | | | 1 | | | | 1 | | | | 2 | |
| | Affection organ. de la vessie | | | | | | | | | | | | | | | | | | | 2 | | | | | | | | 2 | |
| | Affection organique de l'utérus | | | | | | | | | | | | | | | | 1 | | | | 1 | | | | | | | 2 | |
| | Kyste de l'ovaire | | | | | | | | | | | | | | | | | | 1 | | | | | | | | | 1 | |
| | Métro-péritonite | | | | | | | | | | | | 2 | | | | | | | | | | | | | | | 2 | |
| | Hémorrhagie utérine | | | | | | | | | | | | | | 2 | | | | | | | | | | | | | 2 | |
| Fièvres en général. | Fièvre typhoïde | | | 1 | | 1 | 2 | 2 | 2 | 2 | 1 | 17 | | 3 | | | | | | | 1 | | | | | | | 32 | 44 |
| | Variole | | | | | | | | | | | | | 1 | | | | | | | | | | | | | | 1 | |
| | Scarlatine | | | | | | | | | | | 2 | | | | | | 1 | | | | | | | | | | 3 | |
| | Rougeole | 1 | | | 1 | | 1 | | | | | | | | | | | | | | | | | | | | | 3 | |
| | Erysipèle de la face | | | | | | | | | | | 1 | | | | | | | | | | 2 | | | | | 1 | 4 | |
| | Fièvre pernicieuse | | | | | | | | | | | | | 1 | | | | | | | | | | | | | | 1 | |
| Cachexies et Diathèses. | Carreau, mésentérite tubercul. | 2 | 3 | 2 | 2 | 2 | 1 | 1 | | | | | | | | | | | | | | | | | | | | 13 | 82 |
| | Rachitisme | | | 1 | | | 2 | | | | | | | | | | | | | | | | | | | | | 3 | |
| | Rhumatisme | | | | | | | | | | | | | | | | 1 | | | | | | | | | | | 1 | |
| | Scrofule | | 1 | | | | | | | | | | | 1 | | | | | | | | | | | | | | 2 | |
| | Carie osseuse, tumeur blanche | | | | | | 1 | | | 2 | | 2 | | | | | | | 1 | | 1 | | | | | | | 7 | |
| | Syphilis | 1 | 1 | | | | | | | | | 1 | | | | | | | | | | | | | | | | 3 | |
| | Marasme | 3 | 3 | 1 | 4 | | 1 | | | | | | | | | | | | | | | | | | | | 1 | 13 | |
| | Cachexie tuberculeuse | | | | | | | 1 | | | 1 | | | | | | | | | | | | | | | | | 2 | |
| | Affections cancéreuses diverses. | | | | | | | | | | | | 1 | | | | 1 | 3 | 2 | 2 | 3 | | 2 | | 2 | | 1 | 17 | |
| | Cancer de l'estomac | | | | | | | | | | 1 | | | | 1 | 2 | 1 | 1 | 1 | 4 | 2 | 2 | | | | | 1 | 16 | |
| | Cancer de l'utérus | | | | | | | | | | | | 1 | | | 1 | | | 2 | | | | | | 2 | | | 5 | |
| Maladies non classées. | Phlegmons et abcès | 1 | | | 1 | | | 1 | | | | 1 | | | | | | 1 | | | | | 1 | | | | | 6 | 64 |
| | Abcès par congestion | | | | | | | | | | | 1 | | 1 | | | | | | | | | | | | | | 2 | |
| | Infection purulente | 1 | | | | | | | | 1 | | | 1 | | | 1 | | | | | | | | | | | | 4 | |
| | Blessures diverses | | 1 | | | | 1 | | | 1 | | 5 | | 1 | | 2 | | | | | | | 1 | | | | | 12 | |
| | Fractures | | | | | | | | | 1 | | | | 2 | | | | 1 | | | | 1 | | 1 | | | | 6 | |
| | Gangrène | | | | | | | | | | 1 | | 1 | | | | | | | 1 | 1 | | 1 | 1 | 1 | | | 7 | |
| | Anthrax | | | | | | | 1 | | | | | | | | | | | | 1 | | | | | | | | 2 | |
| | Tumeur du pharynx | | | | | | | | 1 | | | | | | | | | | | | | | | | | | | 1 | |
| | Céphalématome | 1 | | | | | | | | | | | | | | | | | | | | | | | | | | 1 | |
| | Etranglement intestinal | | | | | | | 1 | | 1 | | | | | | | | | | | 2 | | | | | | | 4 | |
| | Vomissements de la grossesse | | | | | | | | | | 1 | | | | | | | | | | | | | | | | | 1 | |
| | Empoisonnement | | | | | | | 1 | | | | | | | | | | | | | | | | | | | | 1 | |
| | Ivresse | | | | | | | | | | | | | | | | | | | | | | | | | 1 | | 1 | |
| | Diabète | | | | | | | | | | | | | 1 | | | | | | | | | | | | | | 1 | |
| | Mort subite | | | | | | | | | | | | | 1 | 1 | 2 | | | | 1 | 1 | | | | 1 | | | 7 | |
| | Tétanos traumatique | | | | | | | | | | | | | | | | | 1 | | | | | | | | | | 1 | |
| | Causes inconnues | | | | | | | | | | | | | | | 1 | 1 | 1 | | 1 | | 1 | 1 | 1 | | | | 7 | |
| | Vieillesse | | | | | | | | | | | | | | | | | | | | 2 | 5 | 8 | 10 | 24 | | | 49 | 49 |
| | Mort-nés ou non viables | 36 | 27 | | | | | | | | | | | | | | | | | | | | | | | | | 63 | 99 |
| | Faiblesse congénitale | 20 | 16 | | | | | | | | | | | | | | | | | | | | | | | | | 36 | |
| | Suicides | | | | | | | | | | | 1 | | 1 | | | | 2 | | 3 | | | | | | 3 | | 10 | 10 |
| | TOTAUX | 153 | 127 | 35 | 60 | 45 | 32 | 19 | 12 | 23 | 30 | 76 | 53 | 52 | 32 | 53 | 35 | 65 | 31 | 77 | 69 | 57 | 80 | 57 | 30 | 12 | 7 | 1320 | 1320 |
| | | 280 | | 95 | | 75 | | 31 | | 53 | | 129 | | 84 | | 88 | | 96 | | 146 | | [illegible] | | [illegible] | | 19 | | 1320 | |

www.ingramcontent.com/pod-product-compliance
Ingram Content Group UK Ltd.
Pitfield, Milton Keynes, MK11 3LW, UK
UKHW022155190726
13855UKWH00004B/1493

9 782013 401791